图解针灸穴位速查手册
（第2版）

主　编　睢明河

副主编　许安萍　徐　敏

编　委　（按姓氏笔画为序）

刘温丽　许安萍

吴聪英　徐　敏

程莉莉　曾永欣

睢明河

中国中医药出版社

·北京·

图书在版编目（CIP）数据

图解针灸穴位速查手册 / 睢明河主编 . —2 版 . —北京：
中国中医药出版社，2019.6
ISBN 978-7-5132-4819-8

Ⅰ . ①图… Ⅱ . ①睢… Ⅲ . ①针灸疗法－选穴－图解
Ⅳ . ① R224.2-64

中国版本图书馆 CIP 数据核字（2018）第 050485 号

中国中医药出版社出版

北京经济技术开发区科创十三街 31 号院二区 8 号楼
邮政编码　100176
传真　010-64405750
赵县文教彩印厂印刷
各地新华书店经销

开本 787×1092　1/32　印张 3.25　字数 62 千字
2019 年 6 月第 2 版　2019 年 6 月第 1 次印刷
书号　ISBN 978 – 7 – 5132 – 4819 – 8

定价　39.00 元
网址　www.cptcm.com

社 长 热 线　010-64405720
购 书 热 线　010-89535836
维 权 打 假　010-64405753

微信服务号　zgzyycbs
微商城网址　https://kdt.im/LIdUGr
官 方 微 博　http://e.weibo.com/cptcm
天猫旗舰店网址　https://zgzyycbs.tmall.com

如有印装质量问题请与本社出版部联系（010-64405510）
版权专有　侵权必究

再版说明
——以最快的速度查穴定位

作为一名针灸专业的毕业生，大学期间颇下了些死工夫背诵经脉循行、十四经穴定位歌诀等等；从事编辑工作二十余年，做了各类针灸学相关书籍，虽不能说对穴位眼熟能详，总算略知一二。

伏案审读之际，经常有同事突然发问，"某穴是哪条经的"、"某穴在什么部位"……特定穴、常用穴尚能脱口而出，大部分时候都是执笔四顾心茫然；而且，从编辑的职业习惯出发，一定要取出教材，查找目录、索引，给出准确的答案，费时费力。

家人朋友生病，出于信任、偏爱，勇于以身试针。心中惴惴之余，总不免查看针灸挂图和定位说明，胸有成竹后方敢下针。

与北京中医药大学针灸推拿学院睢明河副教授合作《最新国家标准针灸穴位挂图》，历时一年，几经修改，即将付梓之际，灵感忽现——出版一本能够真正方便、快速、准确查找针灸穴位的图册——应该不仅是我、我的同事，更是大众所需要的。

根据多年的教学经验，有了制作挂图的基础，睢教授迅速交出答卷：《图解针灸穴位速查手册》。

本手册分为穴位图、穴位定位、穴名索引三部分。根据穴名的汉语拼音，在穴名索引中查找到穴位，再依据所标示的穴位图页码和定位页码查找相关图片和文字描述，并且在目录后增加两页穴位分部导航，使各部穴位图所在页码一目了然，真正做到以最快的速度查穴定位。

应读者要求，本次重印特增加最新国家标准耳穴图、国际标准头穴线图附在书后。

本书出版以来，获得读者的广泛好评，算得是为针灸的普及做了一点实在而有用的事。

包艳燕

2019 年 3 月

编写说明

一、穴位图

1. 本书采用分部图示，与按经图示相比大大减少了图片数量，缩小了篇幅，降低了成本。而且在同一页尽量使图片紧凑，用较小的篇幅尽可能清楚地显示腧穴的位置，以方便读者使用。

2. 根据不同部位取穴的需要，在有些部位添加了肌肉、骨骼等具有重要取穴意义的标志。如：

（1）添加了腹直肌，作为足太阴脾经及足阳明胃经腹部取穴的重要标志。

（2）上肢增加了肱二头肌和前臂屈肌，是定取上肢手三阴经腧穴的重要标志。

（3）下肢小腿前面增加了肌肉，尤其是胫骨前肌对于定取足阳明胃经小腿前面的穴位具有重要意义。

（4）上肢的上臂后面加的是肌肉，而前臂的后面加的是尺桡骨，这是因为上臂后面的穴位定位与肌肉有关，而前臂后面的穴位定位与尺桡骨有关。

（5）下肢小腿后面增加了肌肉，这对定取足太阳膀胱经的合阳、承筋、承山等穴具有重要标志作用。

二、穴位定位所做的修改

本书图片中的穴位定位主要基于中华人民共和国 GB/T12346—2006《腧穴名称与定位》标准（以下简称《新标准》）标示各腧穴的位置。与以往统编教材的腧穴定位相比，主要做了如下调整：

1. 印堂穴由经外奇穴归至督脉，穴位代码为 CV29。

2. 清冷渊的穴名改为清泠渊。

注：根据《新标准》作者的相关著作解释，按古代文献，清冷渊和清灵二穴都是由清泠渊一穴错误演变而来的。故把清冷渊又改成了清泠渊。

3. 修改了地仓的定位　只以口角旁开 0.4 寸取穴。1990 年的标准是：在面部，口角外侧，上直瞳孔。

注：人口裂大小有个体差异，口角旁开 0.4 寸不一定能"上直瞳孔"。

4. 修改了风市和中渎二穴的定位　风市：在股部，直立垂手，掌心贴于大腿时，中指尖所指的凹陷中，髂胫束后缘。中渎：在股部，腘横纹上 7 寸，髂胫束后缘。以前的定位是：风市：在大腿外侧部的中线上，当腘横纹上 7 寸。或直立垂手时，中指尖处。中渎：在大腿外侧，当风市下 2 寸，或腘横纹上 5 寸，股外侧肌与股二头肌之间。

注：在古代文献中，中渎穴是在"膝上五寸"，"膝上"的"膝"一般是指髌底（髌骨上缘），而腘横纹大约

和髌尖相平，髌尖至髌底为2寸，所以"膝上五寸"实际上是腘横纹上7寸。《新标准》把它改正过来是一个很大的进步。但关于风市定位的修改中并没有说在腘横纹上9寸，这是因为在古代的主要文献中，并没有"膝上七寸"的记载，只有"直立垂手，中指尖处"这样的记录。但根据目前已有的测量结果，如果以腘横纹至股骨大转子最高点为19寸，垂手中指尖处至腘横纹的骨度分寸平均约为9寸。

5. 修改了箕门穴的定位　髌底内侧端与冲门连线的上1/3与下2/3交点，长收肌与缝匠肌交角的动脉搏动处（相当于血海上10寸或髌底内侧端上12寸）。以前的定位是：在大腿内侧，当血海与冲门连线上，血海上6寸。

注：在古代主要的针灸文献中，关于箕门穴的定位都是这样记载的："鱼腹上越筋间，阴股内动脉应手。"而这个部位就是《新标准》中的"长收肌与缝匠肌交角的动脉搏动处"，约在髌底内侧端与冲门的连线上1/3与下2/3交点处，也就是相当于血海上10寸，而不是以前的6寸。

6. 修改了阴包穴的定位　在髌底上4寸，股薄肌与缝匠肌之间。以前的定位是：在大腿内侧，当股骨内上髁上4寸，股内肌与缝匠肌之间。

注：在古代主要的针灸文献中，关于阴包穴的定位都是这样记载的："膝上四寸，股内廉两筋间。"这里的"膝上"一般是指髌底（髌骨上缘）上，而不是"股骨内上髁上"。

7. 删去了经外奇穴中的"膝眼"条，因为已经有了内膝眼穴和犊鼻（外膝眼）。

8. 修改了漏谷、地机的定位　漏谷：在小腿内侧，内踝尖上6寸，胫骨内侧缘后际；地机：在小腿内侧，阴陵泉下3寸，胫骨内侧缘后际。以前的定位是：漏谷：在小腿内侧，当内踝尖与阴陵泉的连线上，距内踝尖6寸，胫骨内侧缘后方（不在胫骨内侧缘后际）。地机：在小腿内侧，当内踝尖与阴陵泉的连线上，阴陵泉下3寸（不在胫骨内侧缘后际）。

注：在古代主要的针灸文献中，关于漏谷、地机的定位都是在"骨下陷中"，也就是在胫骨内侧缘后际。

9. 修改了急脉穴的定位　在腹股沟区，横平耻骨联合上缘，前正中线旁开2.5寸。以前的定位是：在腹股沟区，当气冲外下方腹股沟股动脉搏动处（或横平耻骨联合下缘），前正中线旁开2.5寸。

10. 交信　在小腿内侧，内踝尖上2寸，胫骨内侧缘后际凹陷中（在胫骨后缘）。以前的定位是：复溜穴前0.5寸（在胫骨后缘与复溜穴之间）。

11. 胆囊　腓骨小头直下2寸。以前的定位是：在阳陵泉直下2寸。

12. 下肢骨度分寸的修改　把髌尖与腘横纹视为同一水平，髌尖至髌底规定为2寸，又规定髌尖至内踝尖为15寸。

（1）足阳明胃经及足三阴经在大腿部的腧穴如涉及骨

度分寸，必须按"髋底至耻骨联合上缘为18寸"定取。若足阳明胃经大腿部的腧穴按"腘横纹至股骨大转子高点为19寸"定取，必须明白腘横纹至髋底是2寸。足少阳胆经在大腿部的腧穴按"腘横纹至股骨大转子高点为19寸"定取。足太阳膀胱经大腿部的腧穴按"腘横纹至臀横纹为14寸"定取。

（2）足三阴经在小腿部的腧穴必须按"胫骨内侧髁下缘至内踝尖为13寸"或"髌尖至内踝尖为15寸"来定取。

（3）足三阳经在小腿部的腧穴必须按"腘横纹（髌尖）至外踝尖为16寸"来定取。

三、关于穴位定位的文字部分

文字内容完全来自于中华人民共和国 GB/T12346—2006《腧穴名称与定位》，未做任何改动。

四、增加了牵正、安眠、夹承浆、肩前4个奇穴

《新标准》的奇穴中没有收录这些穴位，但考虑到临床较为常用，故在本书的图片和文字部分都增加了这4个穴位。

睢明河

于北京中医药大学针灸推拿学院

2019年2月

目 录

1

穴位分部导航（正、背）

4

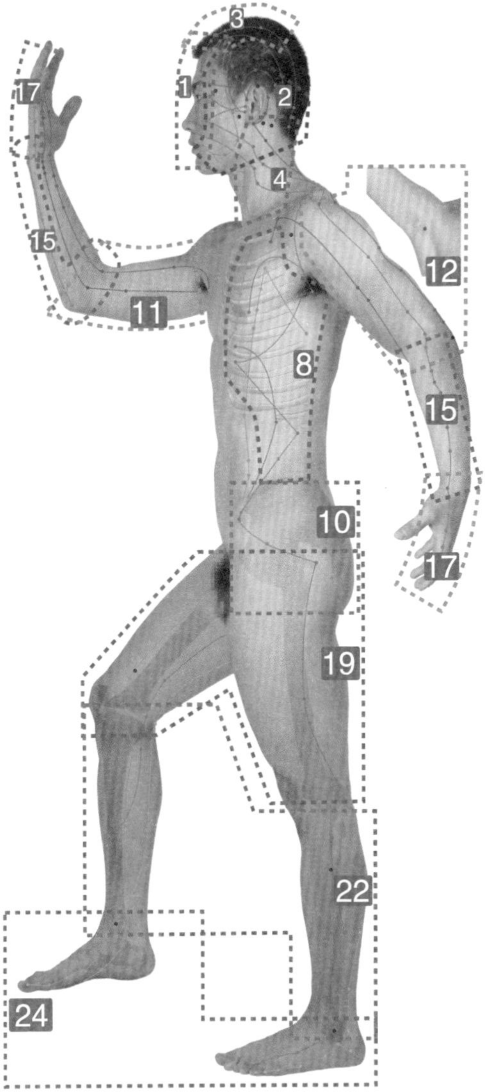

穴位分部导航（侧）

第一部分 穴位图

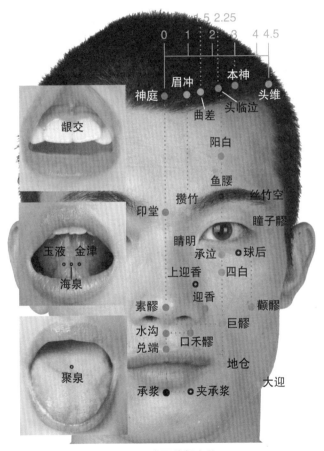

图 1 头面前部穴位

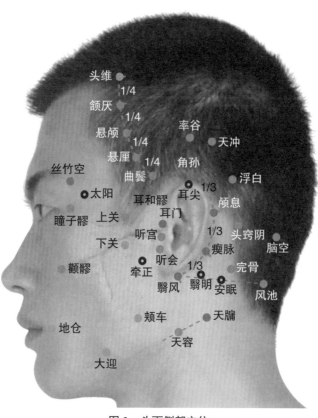

图2 头面侧部穴位

头维
1/4
颔厌
1/4
悬颅
1/4
率谷
天冲
悬厘 1/4
角孙
丝竹空 曲鬓
浮白
太阳 耳和髎 耳尖 1/3
颅息
耳门
瞳子髎 上关 听宫 1/3 头窍阴
下关 瘈脉 脑空
颧髎 听会
牵正 1/3 完骨
翳风 翳明 安眠
颊车 天牖 风池
地仓 天容
大迎

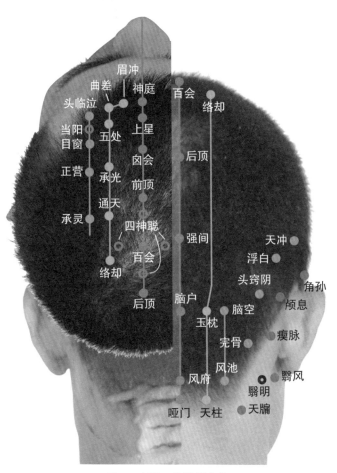

图 3 头顶、头后部穴位

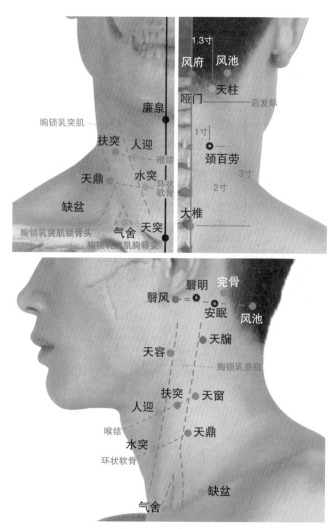

图 4　颈项部穴位

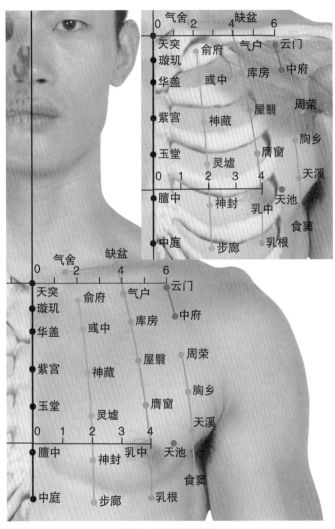

图 5　前胸部穴位

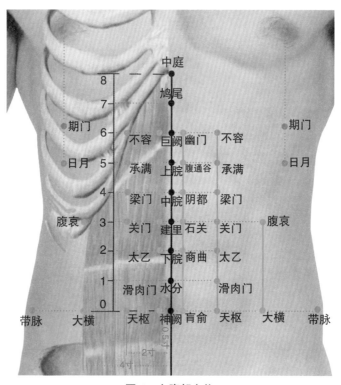

图6 上腹部穴位

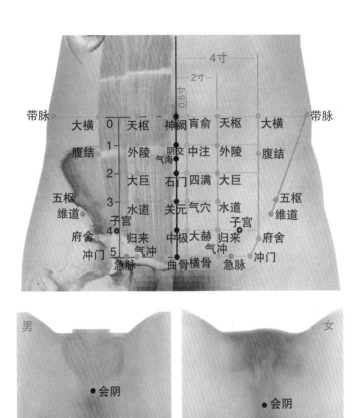

图7　下腹部、会阴部穴位

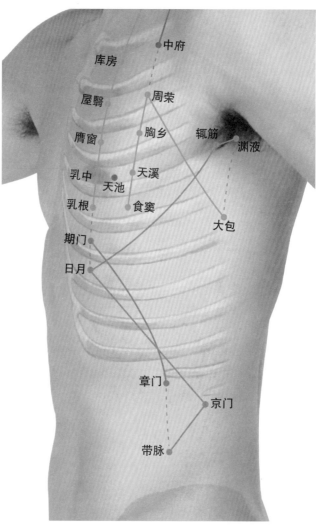

图 8　胸腹侧部穴位

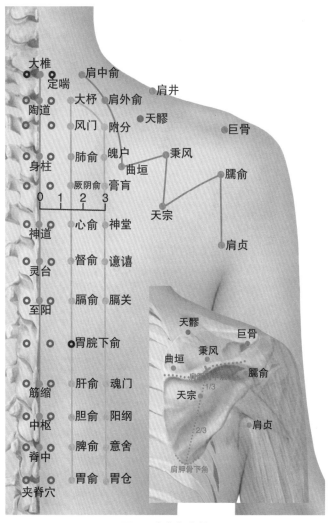

图9 肩背部穴位

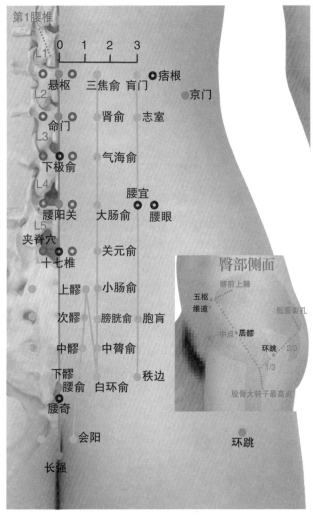

第1腰椎

0 1 2 3

L1
悬枢 三焦俞 肓门 痞根
京门
L2
肾俞 志室
命门
L3
气海俞
下极俞
L4
腰宜
腰阳关 大肠俞 腰眼
L5
夹脊穴
关元俞
十七椎
上髎 小肠俞
次髎 膀胱俞 胞肓
中髎 中膂俞
下髎 秩边
腰俞 白环俞
腰奇
会阳
长强

臀部侧面
髂前上棘
五枢
维道
骶管裂孔
中点 居髎
环跳 2/3
1/3
股骨大转子最高点
环跳

图 10 腰骶部穴位

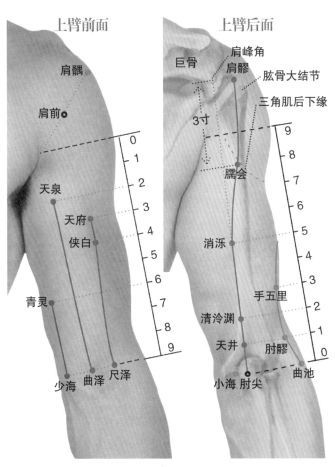

图11　上臂前、后面穴位

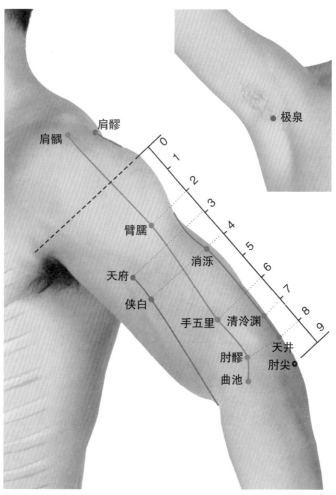

图 12 上臂外侧、腋窝部穴位

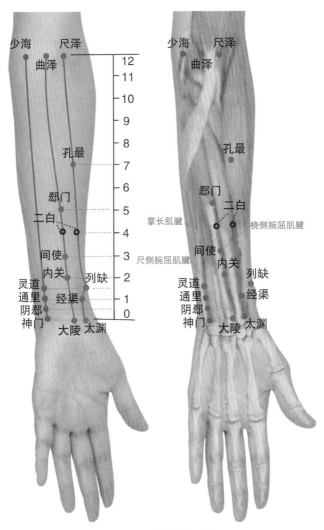

图 13 前臂前面穴位

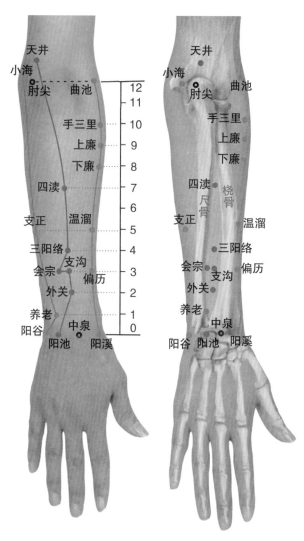

图 14　前臂后面穴位

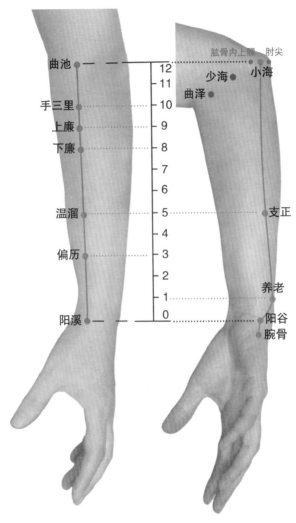

曲池
手三里
上廉
下廉
温溜
偏历
阳溪

肱骨内上髁 肘尖
少海 小海
曲泽
支正
养老
阳谷
腕骨

12
11
10
9
8
7
6
5
4
3
2
1
0

图 15 前臂尺、桡侧穴位

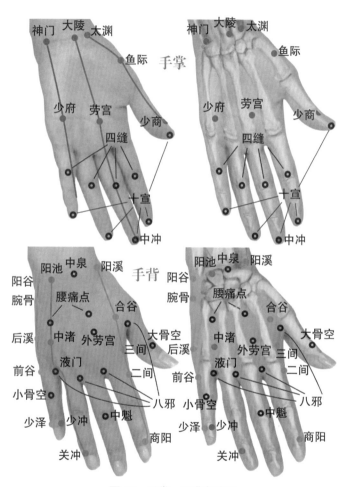

图16 手掌、手背部穴位

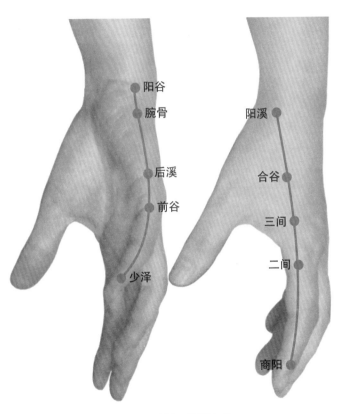

图17　手尺、桡侧穴位

阳谷

腕骨

后溪

前谷

少泽

阳溪

合谷

三间

二间

商阳

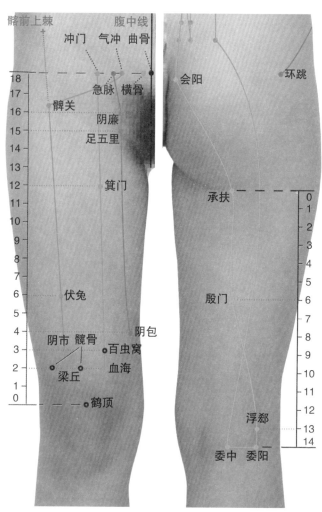

图 18 大腿前、后面穴位

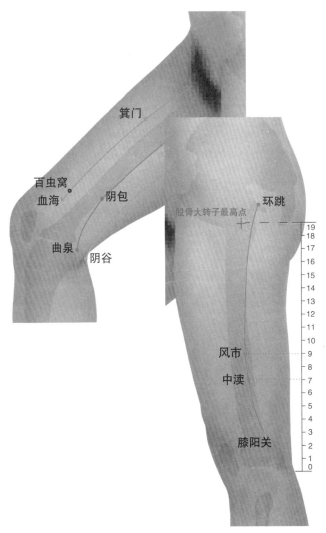

箕门

百虫窝
血海
阴包
环跳

股骨大转子最高点

曲泉
阴谷

19
18
17
16
15
14
13
12
11
10

风市 ——— 9
8
中渎 ——— 7
6
5
4
3
膝阳关 2
1
0

图 19 大腿内、外侧穴位

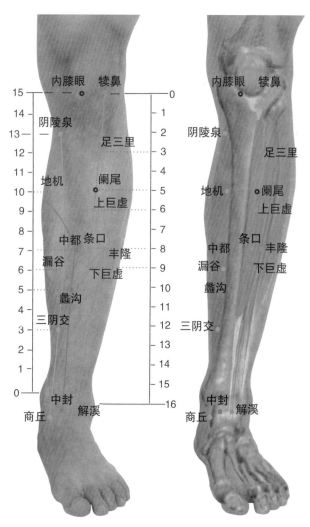

图 20　小腿前面穴位

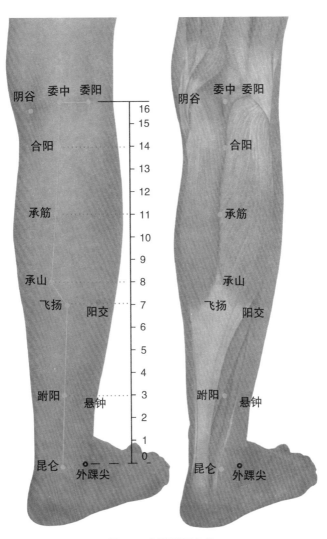

阴谷　委中　委阳

16
15
合阳 14
13
12
承筋 11
10
9
承山 8
飞扬　阳交 7
6
5
4
跗阳　悬钟 3
2
1
昆仑 0
外踝尖

阴谷　委中　委阳

合阳

承筋

承山
飞扬　阳交

跗阳　悬钟

昆仑
外踝尖

图 21　小腿后面穴位

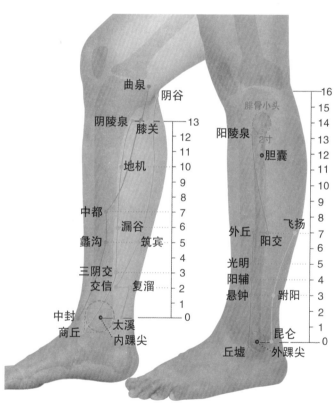

图22　小腿内、外侧穴位

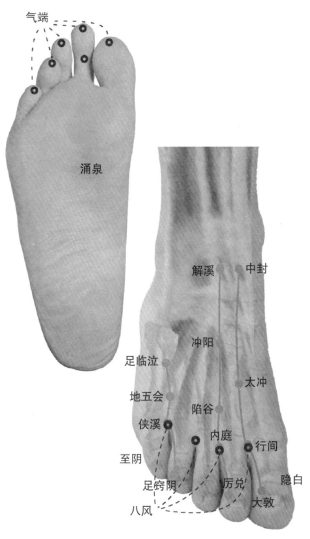

气端
涌泉
解溪
中封
冲阳
足临泣
太冲
地五会
陷谷
侠溪
内庭
行间
至阴
足窍阴
厉兑
隐白
八风
大敦

图 23 足背、足底穴位

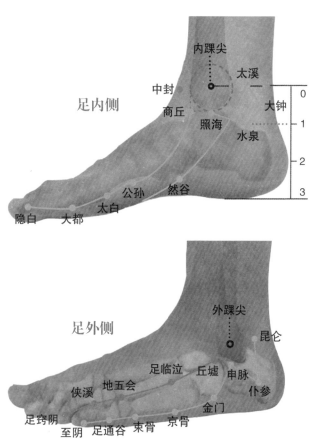

图 24　足内、外侧穴位

第二部分　穴位定位

一、手太阴肺经穴位

1. 中府　肺之募穴

在胸部，横平第 1 肋间隙，锁骨下窝外侧，前正中线旁开 6 寸。

2. 云门

在胸部，锁骨下窝凹陷中，肩胛骨喙突内缘，前正中线旁开 6 寸。

3. 天府

在臂前区，腋前纹头下 3 寸，肱二头肌桡侧缘处。

4. 侠白

在臂前区，腋前纹头下 4 寸，肱二头肌桡侧缘处。

5. 尺泽　合穴

在肘区，肘横纹上，肱二头肌腱桡侧缘凹陷中。

6. 孔最　郄穴

在前臂前区，腕掌侧远端横纹上 7 寸，尺泽与太渊连线上。

7. 列缺　络穴；八脉交会穴，通任脉

在前臂，腕掌侧远端横纹上 1.5 寸，拇短伸肌腱与拇

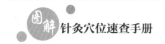

长展肌腱之间，拇长展肌腱沟的凹陷中。

8. 经渠 经穴

在前臂前区，腕掌侧远端横纹上 1 寸，桡骨茎突与桡动脉之间。

9. 太渊 输穴；原穴；八会穴之脉会

在腕前区，桡骨茎突与舟状骨之间，拇长展肌腱尺侧凹陷中。

10. 鱼际 荥穴

在手外侧，第 1 掌骨桡侧中点赤白肉际处。

11. 少商 井穴

在手指，拇指末节桡侧，指甲根角侧上方 0.1 寸指寸。

二、手阳明大肠经穴位

1. 商阳 井穴

在手指，食指末节桡侧，指甲根角侧上方 0.1 寸（指寸）。

2. 二间 荥穴

在手指，第 2 掌指关节桡侧远端赤白肉际处。

3. 三间 输穴

在手背，第 2 掌指关节桡侧近端凹陷中。

4. 合谷 原穴

在手背，第 2 掌骨桡侧的中点处。

5. 阳溪 经穴

在腕区，腕背侧远端横纹桡侧，桡骨茎突远端，解剖学"鼻烟窝"凹陷中。

6. 偏历　络穴

在前臂，腕背侧远端横纹上3寸，阳溪与曲池连线上。

7. 温溜　郄穴

在前臂，腕背侧远端横纹上5寸，阳溪与曲池连线上。

8. 下廉

在前臂，肘横纹下4寸，阳溪与曲池连线上。

9. 上廉

在前臂，肘横纹下3寸，阳溪与曲池连线上。

10. 手三里

在前臂，肘横纹下2寸，阳溪与曲池连线上。

11. 曲池　合穴

在肘区，尺泽与肱骨外上髁连线的中点处。

12. 肘髎

在肘区，肱骨外上髁上缘，髁上嵴的前缘。

13. 手五里

在臂部，肘横纹上3寸，曲池与肩髃连线上。

14. 臂臑

在臂部，曲池上7寸，三角肌前缘处。

15. 肩髃

在三角肌区，肩峰外侧缘前端与肱骨大结节两骨间凹陷中。

16. 巨骨

在肩胛区，锁骨肩峰端与肩胛冈之间凹陷中。

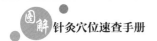

17. 天鼎

在颈部，横平环状软骨，胸锁乳突肌后缘。

18. 扶突

在胸锁乳突肌区，横平喉结，胸锁乳突肌前、后缘中间。

19. 口禾髎

在面部，横平人中沟上 1/3 与下 2/3 交点，鼻孔外缘直下。

20. 迎香

在面部，鼻翼外缘中点旁，鼻唇沟中。

三、足阳明胃经穴位

1. 承泣

在面部，眼球与眶下缘之间，瞳孔直下。

2. 四白

在面部，眶下孔处。

3. 巨髎

在面部，横平鼻翼下缘，瞳孔直下。

4. 地仓

在面部，口角旁开 0.4 寸（指寸）。

5. 大迎

在面部，下颌角前方，咬肌附着部的前缘凹陷中，面动脉搏动处。

6. 颊车

在面部，下颌角前上方 1 横指（中指）。

7. 下关

在面部，颧弓下缘中央与下颌切迹之间凹陷中。

8. 头维

在头部，额角发际直上 0.5 寸，头正中线旁开 4.5 寸。

9. 人迎

在颈部，横平喉结，胸锁乳突肌前缘，颈总动脉搏动处。

10. 水突

在颈部，横平环状软骨，胸锁乳突肌前缘。

11. 气舍

在胸锁乳突肌区，锁骨上小窝，锁骨胸骨端上缘，胸锁乳突肌胸骨头与锁骨头中间的凹陷中。

12. 缺盆

在颈外侧区，锁骨上大窝，锁骨上缘凹陷中，前正中线旁开 4 寸。

13. 气户

在胸部，锁骨下缘，前正中线旁开 4 寸。

14. 库房

在胸部，第 1 肋间隙，前正中线旁开 4 寸。

15. 屋翳

在胸部，第 2 肋间隙，前正中线旁开 4 寸。

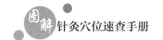
16. 膺窗

在胸部，第 3 肋间隙，前正中线旁开 4 寸。

17. 乳中

在胸部，乳头中央。

18. 乳根

在胸部，第 5 肋间隙，前正中线旁开 4 寸。

19. 不容

在上腹部，脐中上 6 寸，前正中线旁开 2 寸。

20. 承满

在上腹部，脐中上 5 寸，前正中线旁开 2 寸。

21. 梁门

在上腹部，脐中上 4 寸，前正中线旁开 2 寸。

22. 关门

在上腹部，脐中上 3 寸，前正中线旁开 2 寸。

23. 太乙

在上腹部，脐中上 2 寸，前正中线旁开 2 寸。

24. 滑肉门

在上腹部，脐中上 1 寸，前正中线旁开 2 寸。

25. 天枢

在上腹部，横平脐中，前正中线旁开 2 寸。

26. 外陵

在下腹部，脐中下 1 寸，前正中线旁开 2 寸。

27. 大巨

在下腹部，脐中下 2 寸，前正中线旁开 2 寸。

28. 水道

在下腹部，脐中下 3 寸，前正中线旁开 2 寸。

29. 归来

在下腹部，脐中下 4 寸，前正中线旁开 2 寸。

30. 气冲

在腹股沟区，耻骨联合上缘，前正中线旁开 2 寸，动脉搏动处。

31. 髀关

在股前区，股直肌近端、缝匠肌与阔筋膜张肌 3 条肌肉之间凹陷中。

32. 伏兔

在股前区，髌底上 6 寸，髂前上棘与髌底外侧端的连线上。

33. 阴市

在股前区，髌底上 3 寸，股直肌肌腱外侧缘。

34. 梁丘　郄穴

在股前区，髌底上 2 寸，股外侧肌与股直肌肌腱之间。

35. 犊鼻

在膝前区，髌韧带外侧凹陷中。

36. 足三里　合穴；胃的下合穴

在小腿外侧，犊鼻下 3 寸，犊鼻与解溪连线上。

37. 上巨虚　大肠的下合穴

在小腿外侧，犊鼻下 6 寸，犊鼻与解溪连线上。

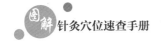

38. 条口

在小腿外侧，犊鼻下 8 寸，犊鼻与解溪连线上。

39. 下巨虚　小肠的下合穴

在小腿外侧，犊鼻下 9 寸，犊鼻与解溪连线上。

40. 丰隆　络穴

在小腿外侧，外踝尖上 8 寸，胫骨前肌的外缘。

41. 解溪　经穴

在踝区，踝关节前面中央凹陷中，姆长伸肌腱与趾长伸肌腱之间。

42. 冲阳　原穴

在足背，第 2 跖骨基底部与中间楔状骨关节处，可触及足背动脉。

43. 陷谷　输穴

在足背，第 2、3 跖骨间，第 2 跖趾关节近端凹陷中。

44. 内庭　荥穴

在足背，第 2、3 趾间，趾蹼缘后方赤白肉际处。

45. 厉兑　井穴

在足趾，第 2 趾末节外侧，趾甲根角侧后方 0.1 寸（指寸）。

四、足太阴脾经穴位

1. 隐白　井穴

在足趾，大趾末节内侧，趾甲根角侧后方 0.1 寸（指寸）。

2. 大都 荥穴

在足趾，第1跖趾关节远端赤白肉际凹陷中。

3. 太白 输穴；原穴

在跖区，第1跖趾关节近端赤白肉际凹陷中。

4. 公孙 络穴；八脉交会穴，通冲脉

在跖区，第1跖骨底的前下缘赤白肉际处。

5. 商丘 经穴

在踝区，内踝前下方，舟骨粗隆与内踝尖连线中点凹陷中。

6. 三阴交 肝脾肾三经的交会穴

在小腿内侧，内踝尖上3寸，胫骨内侧缘后际。

7. 漏谷

在小腿内侧，内踝尖上6寸，胫骨内侧缘后际。

8. 地机 郄穴

在小腿内侧，阴陵泉下3寸，胫骨内侧缘后际。

9. 阴陵泉 合穴

在小腿内侧，胫骨内侧髁下缘与胫骨内侧缘之间的凹陷中。

10. 血海

在股前区，髌底内侧端上2寸，股内侧肌隆起处。

11. 箕门

在股前区，髌底内侧端与冲门连线的上1/3与下2/3交点，长收肌与缝匠肌交角的动脉搏动处。

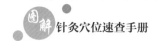

12. 冲门

在腹股沟区，腹股沟斜纹中，髂外动脉搏动处的外侧。

13. 府舍

在下腹部，脐中下 4.3 寸，前正中线旁开 4 寸。

14. 腹结

在下腹部，脐中下 1.3 寸，前正中线旁开 4 寸。

15. 大横

在腹部，脐中旁开 4 寸。

16. 腹哀

在上腹部，脐中上 3 寸，前正中线旁开 4 寸。

17. 食窦

在胸部，第 5 肋间隙，前正中线旁开 6 寸。

18. 天溪

在胸部，第 4 肋间隙，前正中线旁开 6 寸。

19. 胸乡

在胸部，第 3 肋间隙，前正中线旁开 6 寸。

20. 周荣

在胸部，第 2 肋间隙，前正中线旁开 6 寸。

21. 大包　*脾之大络*

在胸外侧区，第 6 肋间隙，在腋中线上。

五、手少阴心经穴位

1. 极泉

在腋区，腋窝中央，腋动脉搏动处。

2. 青灵

在臂前区，肘横纹上 3 寸，肱二头肌的内侧沟中。

3. 少海 合穴

在肘前区，横平肘横纹，肱骨内上髁前缘。

4. 灵道 经穴

在前臂前区，腕掌侧远端横纹上 1.5 寸，尺侧腕屈肌腱的桡侧缘。

5. 通里 络穴

在前臂前区，腕掌侧远端横纹上 1 寸，尺侧腕屈肌腱的桡侧缘。

6. 阴郄 郄穴

在前臂前区，腕掌侧远端横纹上 0.5 寸，尺侧腕屈肌腱的桡侧缘。

7. 神门 输穴；原穴

在腕前区，腕掌侧远端横纹尺侧端，尺侧腕屈肌腱的桡侧缘。

8. 少府 荥穴

在手掌，横平第 5 掌指关节近端，第 4、5 掌骨之间。

9. 少冲 井穴

在手指，小指末节桡侧，指甲根角侧上方 0.1 寸

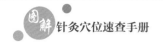

（指寸）。

六、手太阳小肠经穴位

1. 少泽 井穴

在手指，小指末节尺侧，指甲根角侧上方 0.1 寸
（指寸）。

2. 前谷 荥穴

在手指，第 5 掌指关节尺侧远端赤白肉际凹陷中。

3. 后溪 输穴；八脉交会穴，通督脉

在手内侧，第 5 掌指关节尺侧近端赤白肉际凹陷中。

4. 腕骨 原穴

在腕区，第 5 掌骨底与三角骨之间的赤白肉际凹
陷中。

5. 阳谷 经穴

在腕后区，尺骨茎突与三角骨之间的凹陷中。

6. 养老 郄穴

在前臂后区，腕背横纹上 1 寸，尺骨头桡侧凹陷中。

7. 支正 络穴

在前臂后区，腕背侧远端横纹上 5 寸，尺骨尺侧与尺
侧腕屈肌之间。

8. 小海 合穴

在肘后区，尺骨鹰嘴与肱骨内上髁之间凹陷中。

9. 肩贞

在肩胛区，肩关节后下方，腋后纹头直上 1 寸。

10. 臑俞

在肩胛区，腋后纹头直上，肩胛冈下缘凹陷中。

11. 天宗

在肩胛区，肩胛冈中点与肩胛骨下角连线上 1/3 与下 2/3 交点凹陷中。

12. 秉风

在肩胛区，肩胛冈中点上方冈上窝中。

13. 曲垣

在肩胛区，肩胛冈内侧端上缘凹陷中。

14. 肩外俞

在脊柱区，第 1 胸椎棘突下，后正中线旁开 3 寸。

15. 肩中俞

在脊柱区，第 7 颈椎棘突下，后正中线旁开 2 寸。

16. 天窗

在颈部，横平喉结，胸锁乳突肌的后缘。

17. 天容

在颈部，下颌角后方，胸锁乳突肌的前缘凹陷中。

18. 颧髎

在面部，颧骨下缘，目外眦直下凹陷中。

19. 听宫

在面部，耳屏正中与下颌骨髁状突之间的凹陷中。

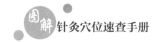

七、足太阳膀胱经穴位

1. 睛明

在面部，目内眦内上方眶内侧壁凹陷中。

2. 攒竹

在面部，眉头凹陷中，额切迹处。

3. 眉冲

在头部，额切迹直上入发际 0.5 寸。

4. 曲差

在头部，前发际正中直上 0.5 寸，旁开 1.5 寸。

5. 五处

在头部，前发际正中直上 1 寸，旁开 1.5 寸。

6. 承光

在头部，前发际正中直上 2.5 寸，旁开 1.5 寸。

7. 通天

在头部，前发际正中直上 4 寸，旁开 1.5 寸。

8. 络却

在头部，前发际正中直上 5.5 寸，旁开 1.5 寸。

9. 玉枕

在头部，横平枕外隆凸上缘，后发际正中旁开 1.3 寸。

10. 天柱

在颈后区，横平第 2 颈椎棘突上际，斜方肌外缘凹陷中。

11. 大杼　八会穴之骨会

在脊柱区，第 1 胸椎棘突下，后正中线旁开 1.5 寸。

12. 风门

在脊柱区，第 2 胸椎棘突下，后正中线旁开 1.5 寸。

13. 肺俞　肺之背俞穴

在脊柱区，第 3 胸椎棘突下，后正中线旁开 1.5 寸。

14. 厥阴俞　心包之背俞穴

在脊柱区，第 4 胸椎棘突下，后正中线旁开 1.5 寸。

15. 心俞　心之背俞穴

在脊柱区，第 5 胸椎棘突下，后正中线旁开 1.5 寸。

16. 督俞

在脊柱区，第 6 胸椎棘突下，后正中线旁开 1.5 寸。

17. 膈俞　八会穴之血会

在脊柱区，第 7 胸椎棘突下，后正中线旁开 1.5 寸。

18. 肝俞　肝之背俞穴

在脊柱区，第 9 胸椎棘突下，后正中线旁开 1.5 寸。

19. 胆俞　胆之背俞穴

在脊柱区，第 10 胸椎棘突下，后正中线旁开 1.5 寸。

20. 脾俞　脾之背俞穴

在脊柱区，第 11 胸椎棘突下，后正中线旁开 1.5 寸。

21. 胃俞　胃之背俞穴

在脊柱区，第 12 胸椎棘突下，后正中线旁开 1.5 寸。

22. 三焦俞　三焦之背俞穴

在脊柱区，第 1 腰椎棘突下，后正中线旁开 1.5 寸。

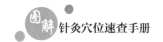

23. 肾俞 肾之背俞穴

在脊柱区，第 2 腰椎棘突下，后正中线旁开 1.5 寸。

24. 气海俞

在脊柱区，第 3 腰椎棘突下，后正中线旁开 1.5 寸。

25. 大肠俞 大肠之背俞穴

在脊柱区，第 4 腰椎棘突下，后正中线旁开 1.5 寸。

26. 关元俞

在脊柱区，第 5 腰椎棘突下，后正中线旁开 1.5 寸。

27. 小肠俞 小肠之背俞穴

在骶区，横平第 1 骶后孔，骶正中嵴旁开 1.5 寸。

28. 膀胱俞 膀胱之背俞穴

在骶区，横平第 2 骶后孔，骶正中嵴旁开 1.5 寸。

29. 中膂俞

在骶区，横平第 3 骶后孔，骶正中嵴旁开 1.5 寸。

30. 白环俞

在骶区，横平第 4 骶后孔，骶正中嵴旁开 1.5 寸。

31. 上髎

在骶区，正对第 1 骶后孔中。

32. 次髎

在骶区，正对第 2 骶后孔中。

33. 中髎

在骶区，正对第 3 骶后孔中。

34. 下髎

在骶区，正对第 4 骶后孔中。

35. 会阳

在骶区，尾骨端旁开 0.5 寸。

36. 承扶

在股后区，臀沟的中点。

37. 殷门

在股后区，臀沟下 6 寸，股二头肌与半腱肌之间。

38. 浮郄

在膝后区，腘横纹上 1 寸，股二头肌腱的内侧缘。

39. 委阳　三焦之下合穴

在膝部，腘横纹上，股二头肌腱的内侧缘。

40. 委中　合穴；膀胱之下合穴

在膝后区，腘横纹中点。

41. 附分

在脊柱区，第 2 胸椎棘突下，后正中线旁开 3 寸。

42. 魄户

在脊柱区，第 3 胸椎棘突下，后正中线旁开 3 寸。

43. 膏肓

在脊柱区，第 4 胸椎棘突下，后正中线旁开 3 寸。

44. 神堂

在脊柱区，第 5 胸椎棘突下，后正中线旁开 3 寸。

45. 譩譆

在脊柱区，第 6 胸椎棘突下，后正中线旁开 3 寸。

46. 膈关

在脊柱区，第 7 胸椎棘突下，后正中线旁开 3 寸。

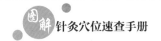

47. 魂门

在脊柱区，第 9 胸椎棘突下，后正中线旁开 3 寸。

48. 阳纲

在脊柱区，第 10 胸椎棘突下，后正中线旁开 3 寸。

49. 意舍

在脊柱区，第 11 胸椎棘突下，后正中线旁开 3 寸。

50. 胃仓

在脊柱区，第 12 胸椎棘突下，后正中线旁开 3 寸。

51. 肓门

在腰区，第 1 腰椎棘突下，后正中线旁开 3 寸。

52. 志室

在腰区，第 2 腰椎棘突下，后正中线旁开 3 寸。

53. 胞肓

在骶区，横平第 2 骶后孔，骶正中嵴旁开 3 寸。

54. 秩边

在骶区，横平第 4 骶后孔，骶正中嵴旁开 3 寸。

55. 合阳

在小腿后区，腘横纹下 2 寸，腓肠肌内、外侧头之间。

56. 承筋

在小腿后区，腘横纹下 5 寸，腓肠肌两肌腹之间。

57. 承山

在小腿后区，腓肠肌两肌腹与肌腱交角处。

58. 飞扬　*络穴*

在小腿后区，昆仑直上 7 寸，腓肠肌外下缘与跟腱移行处。

59. 跗阳　阳跷脉郄穴

在小腿后区，昆仑直上 3 寸，腓骨与跟腱之间。

60. 昆仑　经穴

在踝区，外踝尖与跟腱之间的凹陷中。

61. 仆参

在跟区，昆仑直下，跟骨外侧，赤白肉际处。

62. 申脉　八脉交会穴，通阳跷脉

在踝区，外踝尖直下，外踝下缘与跟骨之的凹陷中。

63. 金门　郄穴

在足背，外踝前缘直下，第 5 跖骨粗隆后方，骰骨下缘凹陷中。

64. 京骨　原穴

在跖区，第 5 跖骨粗隆前下方，赤白肉际处。

65. 束骨　输穴

在跖区，第 5 跖趾关节的近端，赤白肉际处。

66. 足通谷　荥穴

在足趾，第 5 跖趾关节的远端，赤白肉际处。

67. 至阴　井穴

在足趾，小趾末节外侧，趾甲根脚侧后方 0.1 寸（指寸）。

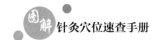

八、足少阴肾经穴位

1. 涌泉　井穴

在足底，屈足卷趾时足心最凹陷中。

2. 然谷　荥穴

在足内侧，足舟骨粗隆下方，赤白肉际处。

3. 太溪　输穴；原穴

在踝区，内踝尖与跟腱之间的凹陷中。

4. 大钟　络穴

在跟区，内踝后下方，跟骨上缘，跟腱附着部前缘凹陷中。

5. 水泉　郄穴

在跟区，太溪直下 1 寸，跟骨结节内侧凹陷中。

6. 照海　八脉交会穴，通阴跷脉

在踝区，内踝尖下 1 寸，内踝下缘边际凹陷中。

7. 复溜　经穴

在小腿内侧，内踝尖上 2 寸，跟腱的前缘。

8. 交信　阴跷脉之郄穴

在小腿内侧，内踝尖上 2 寸，胫骨内侧缘后际凹陷中。

9. 筑宾　阴维脉之郄穴

在小腿内侧，太溪直上 5 寸，比目鱼肌与跟腱之间。

10. 阴谷　合穴

在膝后区，腘横纹上，半腱肌肌腱外侧缘。

11. 横骨

在下腹部，脐中下 5 寸，前正中线旁开 0.5 寸。

12. 大赫

在下腹部，脐中下 4 寸，前正中线旁开 0.5 寸。

13. 气穴

在下腹部，脐中下 3 寸，前正中线旁开 0.5 寸。

14. 四满

在下腹部，脐中下 2 寸，前正中线旁开 0.5 寸。

15. 中注

在下腹部，脐中下 1 寸，前正中线旁开 0.5 寸。

16. 肓俞

在腹部，脐中旁开 0.5 寸。

17. 商曲

在上腹部，脐中上 2 寸，前正中线旁开 0.5 寸。

18. 石关

在上腹部，脐中上 3 寸，前正中线旁开 0.5 寸。

19. 阴都

在上腹部，脐中上 4 寸，前正中线旁开 0.5 寸。

20. 腹通谷

在上腹部，脐中上 5 寸，前正中线旁开 0.5 寸。

21. 幽门

在上腹部，脐中上 6 寸，前正中线旁开 0.5 寸。

22. 步廊

在胸部，第 5 肋间隙，前正中线旁开 2 寸。

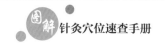

23. 神封

在胸部，第 4 肋间隙，前正中线旁开 2 寸。

24. 灵墟

在胸部，第 3 肋间隙，前正中线旁开 2 寸。

25. 神藏

在胸部，第 2 肋间隙，前正中线旁开 2 寸。

26. 彧中

在胸部，第 1 肋间隙，前正中线旁开 2 寸。

27. 俞府

在胸部，锁骨下缘，前正中线旁开 2 寸。

九、手厥阴心包经穴位

1. 天池

在胸部，第 4 肋间隙，前正中线旁开 5 寸。

2. 天泉

在臂前区，腋前纹头下 2 寸，肱二头肌的长、短头之间。

3. 曲泽　合穴

在肘前区，肘横纹上，肱二头肌肌腱的尺侧缘凹陷中。

4. 郄门　郄穴

在前臂前区，腕掌侧远端横纹上 5 寸，掌长肌腱与桡侧腕屈肌腱之间。

5. 间使　经穴

在前臂前区，腕掌侧远端横纹上 3 寸，掌长肌腱与桡侧腕屈肌腱之间。

6. 内关　络穴；八脉交会穴，通阴维脉

在前臂前区，腕掌侧远端横纹上 2 寸，掌长肌腱与桡侧腕屈肌腱之间。

7. 大陵　输穴；原穴

在腕前区，腕掌侧远端横纹中，掌长肌腱与桡侧腕屈肌腱之间。

8. 劳宫　荥穴

在掌区，横平第 3 掌指关节近端，第 2、3 掌骨之间偏于第 3 掌骨。

9. 中冲　井穴

在手指，中指末端最高点。

十、手少阳三焦经穴位

1. 关冲　井穴

在手指，第 4 指末节尺侧，指甲根角侧上方 0.1 寸（指寸）。

2. 液门　荥穴

在手背，第 4、5 指间，指蹼缘上方赤白肉际凹陷中。

3. 中渚　输穴

在手背，第 4、5 掌骨间，第 4 掌指关节近端凹陷中。

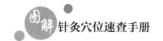

4. 阳池　原穴

在腕后区，腕背侧远端横纹上，指伸肌腱的尺侧缘凹陷中。

5. 外关　络穴；八脉交会穴，通阳维脉

在前臂后区，腕背侧远端横纹上2寸，尺骨与桡骨间隙中点。

6. 支沟　经穴

在前臂后区，腕背侧远端横纹上3寸，尺骨与桡骨间隙中点。

7. 会宗　郄穴

在前臂后区，腕背侧远端横纹上3寸，尺骨的桡侧缘。

8. 三阳络

在前臂后区，腕背侧远端横纹上4寸，尺骨与桡骨间隙中点。

9. 四渎

在前臂后区，肘尖下5寸，尺骨与桡骨间隙中点。

10. 天井　合穴

在肘后区，肘尖上1寸凹陷中。

11. 清泠渊

在臂后区，肘尖与肩峰角连线上，肘尖上2寸。

12. 消泺

在臂后区，肘尖与肩峰角连线上，肘尖上5寸。

13. 臑会

在臂后区，肩峰角下 3 寸，三角肌的后下缘。

14. 肩髎

在三角肌区，肩峰角与肱骨大结节两骨间凹陷中。

15. 天髎

在肩胛区，肩胛骨上角骨际凹陷中。

16. 天牖

在颈部，横平下颌角，胸锁乳突肌的后缘凹陷中。

17. 翳风

在颈部，耳垂后方，乳突下端前方凹陷中。

18. 瘈脉

在头部，乳突中央，角孙与翳风沿耳轮弧形连线的上 2/3 与下 1/3 的交点处。

19. 颅息

在头部，角孙与翳风沿耳轮弧形连线的上 1/3 与下 2/3 的交点处。

20. 角孙

在头部，耳尖正对发际处。

21. 耳门

在耳区，耳屏上切迹与下颌骨髁突之间的凹陷中。

22. 耳和髎

在头部，鬓发后缘，耳郭根的前方，颞浅动脉的后缘。

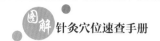
23. 丝竹空

在面部，眉梢凹陷中。

十一、足少阳胆经穴位

1. 瞳子髎

在面部，目外眦外侧 0.5 寸凹陷中。

2. 听会

在面部，耳屏间切迹与下颌骨髁突之间的凹陷中。

3. 上关

在面部，颧弓上缘中央凹陷中。

4. 颔厌

在头部，从头维至曲鬓的弧形连线（其弧度与鬓发弧度相应）的上 1/4 与下 3/4 的交点处。

5. 悬颅

在头部，从头维至曲鬓的弧形连线（其弧度与鬓发弧度相应）的中点处。

6. 悬厘

在头部，从头维至曲鬓的弧形连线（其弧度与鬓发弧度相应）的上 3/4 与下 1/4 的交点处。

7. 曲鬓

在头部，耳前鬓角发际后缘与耳尖水平线的交点处。

8. 率谷

在头部，耳尖直上入发际 1.5 寸。

9. 天冲

在头部，耳根后缘直上，入发际 2 寸。

10. 浮白

在头部，耳后乳突的后上方，从天冲至完骨的弧形连线（其弧度与耳郭弧度相应）的上 1/3 与下 2/3 的交点处。

11. 头窍阴

在头部，耳后乳突的后上方，从天冲至完骨的弧形连线（其弧度与耳郭弧度相应）的上 2/3 与下 1/3 的交点处。

12. 完骨

在头部，耳后乳突的后下方凹陷中。

13. 本神

在头部，前发际上 0.5 寸，头正中线旁开 3 寸。

14. 阳白

在头部，眉上 1 寸，瞳孔直上。

15. 头临泣

在头部，前发际上 0.5 寸，瞳孔直上。

16. 目窗

在头部，前发际上 1.5 寸，瞳孔直上。

17. 正营

在头部，前发际上 2.5 寸，瞳孔直上。

18. 承灵

在头部，前发际上 4 寸，瞳孔直上。

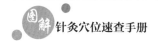
19. 脑空

在头部，横平枕外隆凸的上缘，风池直上。

20. 风池

在颈后区，枕骨之下，胸锁乳突肌上端与斜方肌上端之间的凹陷中。

21. 肩井

在肩胛区，第 7 颈椎棘突与肩峰最外侧点连线的中点。

22. 渊腋

在胸外侧区，第 4 肋间隙中，在腋中线上。

23. 辄筋

在胸外侧区，第 4 肋间隙中，腋中线前 1 寸。

24. 日月　胆之募穴

在胸部，第 7 肋间隙中，前正中线旁开 4 寸。

25. 京门　肾之募穴

在上腹部，第 12 肋骨游离端的下际。

26. 带脉

在侧腹部，第 11 肋骨游离端垂线与脐水平线的交点上。

27. 五枢

在下腹部，横平脐下 3 寸，髂前上棘内侧。

28. 维道

在下腹部，髂前上棘内下 0.5 寸。

29. 居髎

在臀区，髂前上棘与股骨大转子最凸点连线的中点处。

30. 环跳

在臀区，股骨大转子最凸点与骶管裂孔连线的外 1/3 与内 2/3 交点处。

31. 风市

在股部，直立垂手，掌心贴于大腿时，中指尖所指凹陷中，髂胫束后缘。

32. 中渎

在股部，腘横纹上 7 寸，髂胫束后缘。

33. 膝阳关

在膝部，股骨外上髁后上缘，股二头肌腱与髂胫束之间的凹陷中。

34. 阳陵泉　合穴；胆之下合穴；八会穴之筋会

在小腿外侧，腓骨头前下方凹陷中。

35. 阳交　阳维脉之郄穴

在小腿外侧，外踝尖上 7 寸，腓骨后缘。

36. 外丘　郄穴

在小腿外侧，外踝尖上 7 寸，腓骨前缘。

37. 光明　络穴

在小腿外侧，外踝尖上 5 寸，腓骨前缘。

38. 阳辅　经穴

在小腿外侧，外踝尖上 4 寸，腓骨前缘。

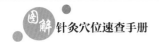

39. 悬钟　*八会穴之髓会*

在小腿外侧，外踝尖上 3 寸，腓骨前缘。

40. 丘墟　*原穴*

在踝区，外踝的前下方，趾长伸肌腱的外侧凹陷中。

41. 足临泣　*输穴；八脉交会穴，通带脉*

在足背，第 4、5 跖骨底结合部的前方，第 5 趾长伸肌腱外侧凹陷中。

42. 地五会

在足背，第 4、5 跖骨间，第 4 跖趾关节近端凹陷中。

43. 侠溪　*荥穴*

在足背，第 4、5 趾间，趾蹼缘后方赤白肉际处。

44. 足窍阴　*井穴*

在足趾，第 4 趾末节外侧，趾甲根角侧后方 0.1 寸（指寸）。

十二、足厥阴肝经穴位

1. 大敦　*井穴*

在足大趾，大趾末节外侧，趾甲根角侧后方 0.1 寸（指寸）。

2. 行间　*荥穴*

在足背，第 1、2 趾间，趾蹼缘后方赤白肉际处。

3. 太冲　*输穴；原穴*

在足背，第 1、2 跖骨间，跖骨底结合部前方凹陷中，或触及动脉搏动。

4. 中封 经穴

在踝区，内踝前，胫骨前肌肌腱的内侧缘凹陷中。

5. 蠡沟 络穴

在小腿内侧，内踝尖上 5 寸，胫骨内侧面的中央。

6. 中都 郄穴

在小腿内侧，内踝尖上 7 寸，胫骨内侧面的中央。

7. 膝关

在膝部，胫骨内侧髁的下方，阴陵泉后一寸。

8. 曲泉 合穴

在膝部，腘横纹内侧端，半腱肌腱内侧缘凹陷中。

9. 阴包

在股前区，髌底上 4 寸，股薄肌与缝匠肌之间。

10. 足五里

在股前区，气冲直下 3 寸，动脉搏动处。

11. 阴廉

在股前区，气冲直下 2 寸。

12. 急脉

在腹股沟区，横平耻骨联合上缘，前正中线旁开 2.5 寸。

13. 章门 脾之募穴；八会穴之脏会

在侧腹部，在第 11 肋游离端的下际。

14. 期门 肝之募穴

在胸部，第 6 肋间隙，前正中线旁开 4 寸。

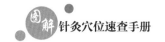

十三、督脉穴位

1. 长强　络穴

在会阴区，尾骨下方，尾骨端与肛门连线的中点处。

2. 腰俞

在骶区，正对骶管裂孔，后正中线上。

3. 腰阳关

在脊柱区，第4腰椎棘突下凹陷中，后正中线上。

4. 命门

在脊柱区，第2腰椎棘突下凹陷中，后正中线上。

5. 悬枢

在脊柱区，第1腰椎棘突下凹陷中，后正中线上。

6. 脊中

在脊柱区，第11胸椎棘突下凹陷中，后正中线上。

7. 中枢

在脊柱区，第10胸椎棘突下凹陷中，后正中线上。

8. 筋缩

在脊柱区，第9胸椎棘突下凹陷中，后正中线上。

9. 至阳

在脊柱区，第7胸椎棘突下凹陷中，后正中线上。

10. 灵台

在脊柱区，第6胸椎棘突下凹陷中，后正中线上。

11. 神道

在脊柱区，第5胸椎棘突下凹陷中，后正中线上。

12. 身柱

在脊柱区，第 3 胸椎棘突下凹陷中，后正中线上。

13. 陶道

在脊柱区，第 1 胸椎棘突下凹陷中，后正中线上。

14. 大椎

在脊柱区，第 7 颈椎棘突下凹陷中，后正中线上。

15. 哑门

在颈后区，第 2 颈椎棘突上际凹陷中，后正中线上。

16. 风府

在颈后区，枕外隆凸直下，两侧斜方肌之间凹陷中。

17. 脑户

在头部，枕外隆凸的上缘凹陷中。

18. 强间

在头部，后发际正中直上 4 寸。

19. 后顶

在头部，后发际正中直上 5.5 寸。

20. 百会

在头部，前发际正中直上 5 寸。

21. 前顶

在头部，前发际正中直上 3.5 寸。

22. 囟会

在头部，前发际正中直上 2 寸。

23. 上星

在头部，前发际正中直上 1 寸。

24. 神庭

在头部，前发际正中直上 0.5 寸。

25. 素髎

在面部，鼻尖的正中央。

26. 水沟

在面部，人中沟的上 1/3 与中 1/3 交点处。

27. 兑端

在面部，上唇结节的中点。

28. 龈交

在上唇内，上唇系带与上牙龈的交点。

29. 印堂

在头部，两眉毛内侧端中间的凹陷中。

十四、任脉穴位

1. 会阴

在会阴区，男性在阴囊根部与肛门连线的中点，女性在大阴唇后联合与肛门连线的中点。

2. 曲骨

在下腹部，耻骨联合上缘，前正中线上。

3. 中极　　膀胱之募穴

在下腹部，脐中下 4 寸，前正中线上。

4. 关元　　小肠之募穴

在下腹部，脐中下 3 寸，前正中线上。

5. 石门　三焦之募穴

在下腹部，脐中下 2 寸，前正中线上。

6. 气海　肓之原穴

在下腹部，脐中下 1.5 寸，前正中线上。

7. 阴交

在下腹部，脐中下 1 寸，前正中线上。

8. 神阙

在脐区，脐中央。

9. 水分

在上腹部，脐中上 1 寸，前正中线上。

10. 下脘

在上腹部，脐中上 2 寸，前正中线上。

11. 建里

在上腹部，脐中上 3 寸，前正中线上。

12. 中脘　胃之募穴；八会穴之腑会

在上腹部，脐中上 4 寸，前正中线上。

13. 上脘

在上腹部，脐中上 5 寸，前正中线上。

14. 巨阙　心之募穴

在上腹部，脐中上 6 寸，前正中线上。

15. 鸠尾　络穴；膏之原穴

在上腹部，剑胸结合下 1 寸，前正中线上。

16. 中庭

在胸部，剑胸结合中点处，前正中线上。

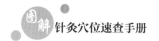

17. 膻中　心包募穴；八会穴之气会

在胸部，横平第4肋间隙，前正中线上。

18. 玉堂

在胸部，横平第3肋间隙，前正中线上。

19. 紫宫

在胸部，横平第2肋间隙，前正中线上。

20. 华盖

在胸部，横平第1肋间隙，前正中线上。

21. 璇玑

在胸部，胸骨上窝下1寸，前正中线上。

22. 天突

在颈前区，胸骨上窝中央，前正中线上。

23. 廉泉

在颈前区，喉结上方，舌骨上缘凹陷中，前正中线上。

24. 承浆

在面部，颏唇沟的正中凹陷处。

十五、经外奇穴

（一）头颈部

1. 四神聪

在头顶部，百会前后左右各旁开1寸，共4穴。

2. 当阳

在头部，瞳孔直上，前发际上 1 寸。

3. 鱼腰

在头部，瞳孔直上，眉毛正中。

4. 太阳

在头部，眉梢与目外眦之间，向后约一横指的凹陷中。

5. 耳尖

在耳区，在外耳轮的最高点。

6. 球后

在面部，眶下缘外 1/4 与内 3/4 交界处。

7. 上迎香

在面部，鼻翼软骨与鼻甲的交界处，近鼻唇沟上端处。

8. 聚泉

在口腔内，舌背正中缝的中点处。

9. 海泉

在口腔内，舌下系带中点处。

10. 金津

在口腔内，舌下系带左侧的静脉上。

11. 玉液

在口腔内，舌下系带右侧的静脉上。

12. 翳明

在颈部，翳风穴后 1 寸。

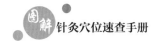

13. 颈百劳

在颈部，第 7 颈椎棘突直上 2 寸，后正中线旁开 1 寸。

14. 夹承浆

在面部，承浆穴旁开 1 寸。

15. 牵正

在面颊部，耳垂前 0.5 ～ 1 寸处。

16. 安眠

在项部，当翳风与风池连线的中点。

（二）胸腹部

1. 子宫

在下腹部，脐中下 4 寸，前正中线旁开 3 寸。

（三）背部

1. 定喘

在脊柱区，横平第 7 颈椎棘突下，后正中线旁开 0.5 寸。

2. 夹脊

在脊柱区，第 1 胸椎至第 5 腰椎棘突下，后正中线旁开 0.5 寸，一侧 17 个穴位。

3. 胃脘下俞

在脊柱区，横平第 8 胸椎棘突下，后正中线旁开

1.5 寸。

4. 痞根

在腰区，横平第 1 腰椎棘突下，后正中线旁开
3.5 寸。

5. 下极俞

在腰区，第 3 腰椎棘突下。

6. 腰宜

在腰区，横平第 4 腰椎棘突下，后正中线旁开 3 寸。

7. 腰眼

在腰区，横平第 4 腰椎棘突下，后正中线旁开约 3.5
寸凹陷中。

8. 十七椎

在腰区，第 5 腰椎棘突下凹陷中。

9. 腰奇

在骶区，尾骨端直上 2 寸，骶角之间凹陷中。

（四）上肢部

1. 肘尖

在肘后区，尺骨鹰嘴的尖端。

2. 二白

在前臂前区，腕掌侧远端横纹上 4 寸，桡侧腕屈肌腱
两侧，一肢 2 穴。

3. 中泉

在前臂后区，腕背侧远端横纹上，指总伸肌腱桡侧的

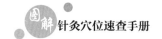

凹陷中。

4. 中魁

在手指，中指背面，近侧指间关节的中点处。

5. 大骨空

在手指，拇指背面，指间关节的中点处。

6. 小骨空

在手指，小指背面，近侧指间关节的中点处。

7. 腰痛点

在手背，当第2、3掌骨间及第4、5掌骨间，腕背侧远端横纹与掌指关节中点处，一手2穴。

8. 外劳宫

在手背，第2、3掌骨间，掌指关节后约0.5寸凹陷中。

9. 八邪

在手背，第1～5指间，指蹼缘后方赤白肉际处，左右共8穴。

10. 四缝

在手指，第2～5指掌面的近侧指间关节横纹的中央，一手4穴。

11. 十宣

在手指，十指尖端，距指甲游离缘0.1寸（指寸），左右共10穴。

12. 肩前

在肩部，正坐垂臂，当腋前皱襞顶端与肩髃连线的中点。

（五）下肢部

1. 髋骨

在股前区，梁丘两旁各 1.5 寸，一肢 2 穴。

2. 鹤顶

在膝前区，髌底中点的上方凹陷中。

3. 百虫窝

在股前区，髌底内侧端上 3 寸。

4. 内膝眼

在膝部，髌韧带内侧凹陷处的中央。

5. 胆囊

在小腿外侧，腓骨小头直下 2 寸。

6. 阑尾

在小腿外侧，髌韧带外侧凹陷下 5 寸，胫骨前嵴外一横指（中指）。

7. 内踝尖

在踝区，内踝的最凸起处。

8. 外踝尖

在踝区，外踝的最凸起处。

9. 八风

在足背，第 1 ～ 5 趾间，趾蹼缘后方赤白肉际处，左

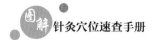

右共 8 穴。

10. 独阴

在足底，第 2 趾的跖侧远端趾间关节的中点。

11. 气端

在足趾，十趾端的中央，距趾甲游离端 0.1 寸（指寸），左右各 10 穴。

* 国家标准 GB/T12346—2006《腧穴名称与定位》中未收录的经外奇穴。

第三部分　穴位索引

注：当某个穴位出现在两张以上穴位图上时，将可以比较清晰显示该穴定位的穴位图页码标为黑体字；若各图之间差别不明显，则不作标识。

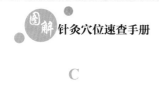

C

穴 名	图	定 位
长强	10	56
承扶	18	41
承光	3	38
承浆	1	60
承筋	21	42
承灵	3	51
承满	6	30
承泣	1	28
承山	21	42
尺泽	11、**13**	25
瘛脉	**2**、3	49
冲门	**7**、18	34
冲阳	23	32
次髎	10	40
攒竹	1	38

D

穴 名	图	定 位
大包	8	34
大肠俞	10	40
大都	24	33
大敦	23	54
大骨空	16	64
大赫	7	45
大横	6、7	34

续表

穴　名	图	定　位
大巨	7	30
大陵	**13**、16	47
大迎	1、**2**	28
大钟	24	44
大杼	9	39
大椎	4、**9**	57
带脉	6、7、**8**	52
胆囊	22	65
胆俞	9	39
膻中	5	60
当阳	3	61
地仓	**1**、2	28
地机	20、**22**	33
地五会	24	54
定喘	9	62
督俞	9	39
犊鼻	20	31
独阴	23	65
兑端	1	58

E

穴　名	图	定　位
耳和髎	2	49
耳尖	2	61
耳门	2	49
二白	13	63
二间	16、**17**	26

F

穴　名	图	定　位
飞扬	**21**、22	42
肺俞	9	39
丰隆	20	32
风池	2、**3**、4	52
风府	**3**、4	57
风门	9	39
风市	19	53
跗阳	**21**、22	43
伏兔	18	31
扶突	4	28
浮白	**2**、3	51
浮郄	18	41
府舍	7	34
附分	9	41
复溜	22	44
腹哀	6	34
腹结	7	34
腹通谷	6	45

G

穴　名	图	定　位
肝俞	9	39
膏肓	9	41
膈关	9	41
膈俞	9	39

续表

穴 名	图	定 位
公孙	24	33
关冲	16	47
关门	6	30
关元	7	58
关元俞	10	40
光明	22	53
归来	7	31

H

穴 名	图	定 位
海泉	1	61
颔厌	2	50
合谷	16、**17**	26
合阳	21	42
鹤顶	18	65
横骨	**7**、18	45
后顶	3	57
后溪	16、**17**	36
华盖	5	60
滑肉门	6	30
环跳	**10**、18、19	53
肓门	10	42
肓俞	6、7	45
会阳	**10**、18	41
会阴	7	58
会宗	14	48
魂门	9	42

J

穴　名	图	定　位
箕门	**18**、19	33
急脉	**7**、18	55
极泉	12	35
脊中	9	56
颊车	2	29
夹承浆	1	62
夹脊	9、10	62
间使	13	47
肩井	**10**、9	52
肩髎	**11**、12	49
肩前	11	65
肩外俞	9	37
肩髃	11、**12**	27
肩贞	9	36
肩中俞	9	37
建里	6	59
交信	22	44
角孙	**2**、3	49
解溪	20、**23**	32
金津	1	61
金门	24	43
筋缩	9	56
京骨	24	43
京门	**8**、10	52

穴　名	图	定　位
睛明	1	38
经渠	13	26
颈百劳	4	62
鸠尾	6	59
居髎	10	53
巨骨	**9**、11	27
巨髎	1	28
巨阙	6	59
聚泉	1	61
厥阴俞	9	39

K

穴　名	图	定　位
孔最	13	25
口禾髎	1	28
库房	**5**、8	29
髋骨	18	65
昆仑	21、22、**24**	43

L

穴　名	图	定　位
阑尾	20	65
劳宫	16	47
蠡沟	20、**22**	55
厉兑	23	32
廉泉	4	60

续表

穴 名	图	定 位
梁门	6	30
梁丘	18	31
列缺	13	25
灵道	13	35
灵台	9	56
灵墟	5	46
漏谷	20、**22**	33
颅息	**2**、3	49
络却	3	38

M

穴 名	图	定 位
眉冲	**1**、3	38
命门	10	56
目窗	3	51

N

穴 名	图	定 位
脑户	3	57
脑空	2、**3**	52
臑会	11	49
臑俞	9	37
内关	13	47
内踝尖	22、**24**	65

续表

穴 名	图	定 位
内庭	23	32
内膝眼	20	65

P

穴 名	图	定 位
膀胱俞	10	40
脾俞	9	39
痞根	10	63
偏历	14、**15**	27
魄户	9	41
仆参	24	43

Q

穴 名	图	定 位
期门	**6**、8	55
气端	23	66
气冲	**7**、18	31
气海	7	59
气海俞	10	40
气户	5	29
气舍	**4**、5	29
气穴	7	45
牵正	2	62
前顶	3	57
前谷	16、**17**	36

续表

穴　名	图	定　位
强间	3	57
青灵	11	35
清泠渊	**11**、12	48
丘墟	22、**24**	54
球后	1	61
曲鬓	2	50
曲差	**1**、3	38
曲池	11、**12**、14、15	27
曲骨	**7**、18	58
曲泉	**19**、22	55
曲垣	9	37
曲泽	11、**13**、15	46
颧髎	**1**、2	37
缺盆	**4**、5	29

R

穴　名	图	定　位
然谷	24	44
人迎	4	29
日月	**6**、8	52
乳根	**5**、8	30
乳中	**5**、8	30

S

穴　名	图	定　位
三间	16、17	26
三焦俞	10	39
三阳络	14	48
三阴交	20、22	33
商丘	20、22、24	33
商曲	6	45
商阳	16、17	26
上关	2	50
上巨虚	20	31
上廉	14、15	27
上髎	10	40
上脘	6	59
上星	3	57
上迎香	1	61
少冲	16	35
少府	16	35
少海	11、13、15	35
少商	16	26
少泽	16、17	36
申脉	24	43
身柱	9	57
神藏	5	46
神道	9	56
神封	5	46
神门	13、16	35

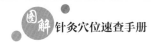

针灸穴位速查手册

续表

穴　名	图	定　位
神阙	6、7	59
神堂	9	41
神庭	**1**、3	58
肾俞	10	40
十七椎	10	63
十宣	16	64
石关	6	45
石门	7	59
食窦	5、**8**	34
手三里	14、**15**	27
手五里	11、**12**	27
俞府	5	46
束骨	24	43
率谷	2	50
水道	7	31
水分	6	59
水沟	1	58
水泉	24	44
水突	4	29
丝竹空	1、**2**	50
四白	1	28
四渎	14	48
四缝	16	64
四满	7	45
四神聪	3	60
素髎	1	58

T

穴　名	图	定　位
太白	24	33
太冲	23	54
太溪	22、**24**	44
太阳	2	61
太乙	6	30
太渊	**13**、16	26
陶道	9	57
天池	5、**8**	46
天冲	**2**、3	51
天窗	4	37
天鼎	4	28
天府	**11**、12	25
天井	**11**、12、14	48
天髎	9	49
天泉	11	46
天容	2、**4**	37
天枢	6、7	30
天突	4、**5**	60
天溪	5、**8**	34
天牖	2、3、**4**	49
天柱	**3**、4	38
天宗	9	37
条口	20	32
听宫	2	37
听会	2	50

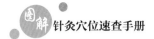

续表

穴　名	图	定　位
通里	13	35
通天	3	38
瞳子髎	1、**2**	50
头临泣	**1**、3	51
头窍阴	**2**、3	51
头维	**1**、2	29

W

穴　名	图	定　位
外关	14	48
外踝尖	21、22、**24**	65
外劳宫	16	64
外陵	7	30
外丘	22	53
完骨	**2**、3、4	51
腕骨	15、16、**17**	36
维道	**7**、10	52
委阳	18、**21**	41
委中	18、**21**	41
胃仓	9	42
胃俞	9	39
胃脘下俞	9	62
温溜	14、**15**	27
屋翳	**5**、8	29
五处	3	38
五枢	**7**、10	52

X

穴　名	图	定　位
膝关	22	55
膝阳关	19	53
郄门	13	46
侠白	**11**、12	25
侠溪	24	54
下关	2	29
下极俞	10	63
下巨虚	20	32
下廉	14、**15**	27
下髎	10	40
下脘	6	59
陷谷	23	32
消泺	**11**、12	48
小肠俞	10	40
小骨空	16	64
小海	11、14、**15**	36
心俞	9	39
囟会	3	57
行间	23	54
胸乡	5、**8**	34
璇玑	5	60
悬厘	2	50
悬颅	2	50
悬枢	10	56
悬钟	21、**22**	54
血海	**18**、19	33

Y

穴 名	图	定 位
哑门	**3**、4	57
阳白	1	51
阳池	**14**、16	48
阳辅	22	53
阳纲	9	42
阳谷	14、15、16、**17**	36
阳交	21、**22**	53
阳陵泉	22	53
阳溪	14、15、16、**17**	26
养老	**14**、15	36
腰奇	10	63
腰俞	10	56
腰痛点	16	64
腰眼	10	63
腰阳关	10	56
腰宜	10	63
液门	16	47
意舍	9	42
翳风	**2**、3、4	49
翳明	**2**、3、4	61
谚语	9	41
阴包	18、**19**	55
阴都	6	45
阴谷	19、21、**22**	44
阴交	7	59

续表

穴　名	图	定　位
阴廉	18	55
阴陵泉	20、**22**	33
阴市	18	31
阴郄	13	35
殷门	18	41
龈交	1	58
隐白	23、**24**	32
印堂	1	58
膺窗	**5**、8	30
迎香	1	28
涌泉	23	44
幽门	6	45
鱼际	16	26
鱼腰	1	61
玉堂	5	60
玉液	1	61
玉枕	3	38
彧中	5	46
渊腋	8	52
云门	5	25

Z

穴　名	图	定　位
章门	8	55
照海	24	44
辄筋	8	52

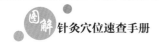
续表

穴 名	图	定 位
正营	3	51
支沟	14	48
支正	14、**15**	36
至阳	9	56
至阴	23、**24**	43
志室	10	42
秩边	10	42
中冲	16	47
中都	20、**22**	55
中渎	19	53
中封	20、22、**23**、24	55
中府	**5**、8	25
中极	7	58
中魁	16	64
中髎	10	40
中膂俞	10	40
中泉	**14**、16	63
中枢	9	56
中庭	5、**6**	59
中脘	6	59
中渚	16	47
中注	7	45
周荣	5、**8**	34
肘尖	11、12、**14**、15	63
肘髎	11、**12**	27
筑宾	22	44

续表

穴　名	图	定　位
子宫	7	62
紫宫	5	60
足临泣	24	54
足窍阴	24	54
足三里	20	31
足通谷	24	43
足五里	18	55

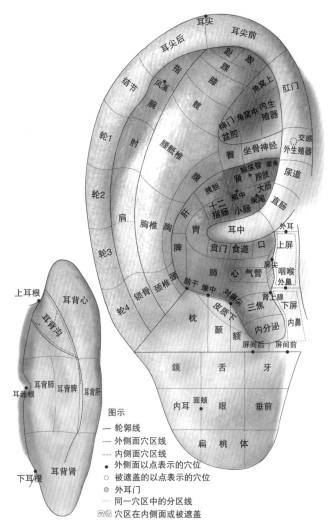

图示

— 轮郭线

—— 外侧面穴区线

⋯⋯ 内侧面穴区线

● 外侧面以点表示的穴位

○ 被遮盖的以点表示的穴位

◉ 外耳门

⋯⋯ 同一穴区中的分区线

穴名 穴区在内侧面或被遮盖

附图1　最新国家标准耳穴图

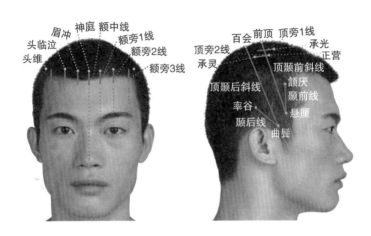

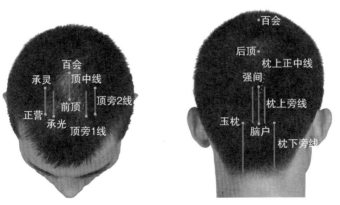

附图2 国际标准头穴线图